DE L'ORGANISATION

DES

SERVICES ODONTOLOGIQUES

DANS

L'ARMÉE DE TERRE ET DE MER

Par MM.

MARCEL SÉGAL FILS

Chirurgien-Dentiste de la Faculté de Médecine de Paris et de l'École dentaire de France. — Ex-chef de clinique odontologique des Hôpitaux de la Marine et de la Guerre.

J.-J. MAILLIU

Médecin de 1re classe de la Marine. Professeur de physiologie à l'École annexe de médecine navale de Brest. Chirurgien-dentiste de la Faculté de Paris. Chevalier de la Légion d'honneur.

Préface de M. S. LEHMANN

Médecin-Major de 1re classe.
Chevalier de la Légion d'honneur.

TOURS
IMPRIMERIE E. ARRAULT ET Cie
6 à 12, rue de la Préfecture, 6 à 12

—

1910

DE L'ORGANISATION

DES SERVICES ODONTOLOGIQUES

DANS L'ARMÉE DE TERRE ET DE MER

DE L'ORGANISATION
DES SERVICES ODONTOLOGIQUES
DANS L'ARMÉE DE TERRE ET DE MER

DE L'ORGANISATION

DES

SERVICES ODONTOLOGIQUES

DANS

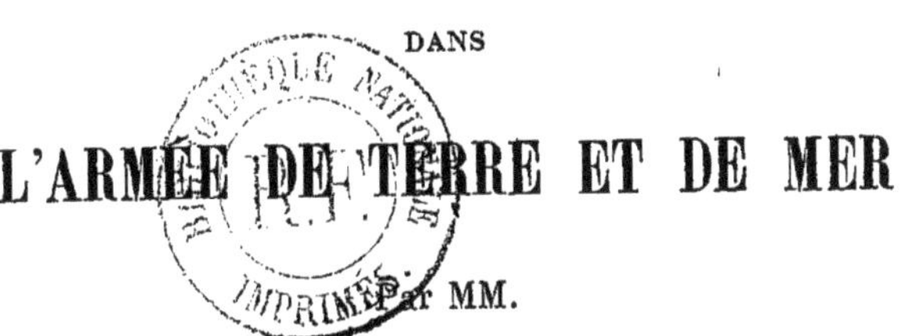

L'ARMÉE DE TERRE ET DE MER

Par MM.

MARCEL SÉGAL FILS
Chirurgien-Dentiste de la Faculté de Médecine de Paris et de l'École dentaire de France. — Ex-chef de clinique odontologique des Hôpitaux de la Marine et de la Guerre.

J.-J. MAILLIU
Médecin de 1re classe de la Marine. Professeur de physiologie à l'École annexe de médecine navale de Brest. Chirurgien-dentiste de la Faculté de Paris. Chevalier de la Légion d'honneur.

Préface de M. S. LEHMANN
Médecin-Major de 1re classe.
Chevalier de la Légion d'honneur.

TOURS
IMPRIMERIE E. ARRAULT ET Cie
6 à 12, rue de la Préfecture, 6 à 12

—

1910

PRÉFACE

Le livre de MM. Mailliu et Ségal est une œuvre d'actualité, traitée avec la plus grande autorité par des auteurs, qui joignent, à des connaissances très complètes en odontologie, une expérience toute spéciale de l'art dentaire à la caserne.

Mon confrère de la Marine, M. le médecin de 1re classe Mailliu, dirige avec une compétence parfaite l'important service dentaire de l'hôpital maritime de Brest. Mieux que tous les éloges que je pourrais lui adresser ici, l'afflux des clients qui se pressent à ses consultations prouve combien sa science et son dévouement sont appréciés par le personnel de la marine. Cette clinique est très bien installée et elle est pourvue des appareils les plus perfectionnés.

Au régiment, la modicité de nos ressources nous a obligés à une installation beaucoup plus modeste, se réduisant à l'instrumentation la plus indispensa-

ble. Grâce à l'obligeance de notre chirurgien-dentiste, qui nous a prêté de nombreux instruments, le cabinet dentaire du 19e régiment d'infanterie s'est trouvé en état de soigner presque toutes les affections des dents. Que M. Ségal reçoive ici nos remerciements pour les nombreux services qu'il a rendus, dans sa spécialité, aux troupes métropolitaines de la place de Brest.

Ces deux praticiens vous exposeront leurs œuvres et formuleront les améliorations qu'elles comportent encore.

Tout en souscrivant à leurs desiderata, il faut reconnaître que l'installation de l'art dentaire à la caserne, aussi rudimentaire qu'il paraisse, réalise un progrès considérable sur le néant d'autrefois.

Au Val-de-Grâce, quelques vagues conférences, suivies de la présentation d'instruments primitifs résumaient l'enseignement de l'odontologie, qui était dépourvue de toute démonstration pratique. Aujourd'hui, les cours et les travaux pratiques sont dirigés par un médecin spécialiste, savant et expérimenté, et si la durée de ces cours peut sembler courte (15 jours), elle permet cependant aux jeunes aides-majors d'acquérir les notions primordiales de l'art dentaire. Dans la suite, il leur est assez facile de se perfectionner, soit chez un praticien de leur garnison, soit par eux-mêmes, dans les postes d'Algérie et de Tunisie, où ils auront de nombreuses occasions d'exercer leurs talents sur des malades, en général patients et résignés.

Jusque dans ces derniers temps, la simplicité des instruments était à l'unisson de celle de l'enseignement; le matériel se composait d'une clef de Garengeot, de deux daviers qui agissaient mieux comme pinces coupantes que comme organes de préhension et de traction, de quelques rugines et grattoirs. Aujourd'hui, la plupart des infirmeries sont dotées de daviers américains et parfois de tours à fraiser.

Au point de vue personnel, l'idéal serait d'affecter à chaque infirmerie régimentaire un chirurgien-dentiste, mais, à son défaut, le personnel médical du régiment doit être à même d'exécuter les opérations les plus simples et les plus urgentes (extraction, traitement, obturation).

Il n'est pas besoin d'insister sur l'importance de la création des cliniques dentaires à la caserne, car la statistique de l'armée atteste la fréquence des maladies de la bouche et des dents, ainsi que le nombre de journées d'indisponibilité qu'elles occasionnent.

Toute altération de la denture est une cause d'affaiblissement de l'organisme et diminue la valeur physique du soldat; elle contribue pour une grande part à l'usure prématurée, qui s'observe assez souvent chez nos rengagés des armées de terre et de mer.

Une bonne denture est indispensable surtout pour les hommes de l'armée coloniale, aussi, c'est avec raison que le règlement interdit l'envoi aux colonies des rengagés, qui n'ont pas remédié à l'altération de leur denture par le port d'un appareil prothétique.

Pour les soldats métropolitains, qui n'accomplissent que deux ans de service, le problème ne se pose pas d'une façon aussi impérieuse, mais la brièveté même de ce service nous met dans l'obligation de diminuer le plus possible les causes d'indisponibilité ; la clinique dentaire contribuera pour sa grande part à ce résultat.

Un autre avantage résulte de la création de ces cliniques dentaires, c'est l'enseignement de l'hygiène de la bouche, qui y est donné concurremment aux soins médicaux. Ces notions sont tout à fait nouvelles pour nombre de nos jeunes soldats, et elles s'enracinent d'autant mieux dans l'esprit, qu'ils ont pu en expérimenter les heureux effets. Rentrés dans leurs foyers, ils diffuseront ces principes d'hygiène, qui seraient restés lettre morte pour la plupart d'entre eux, sans leur passage à la caserne.

Pour terminer, nous devons nous demander si ces soins dentaires parfois longs et minutieux n'absorbent pas une trop grande partie du temps, qui devrait être consacré à l'éducation militaire du soldat. D'après notre pratique, nous pouvons affirmer qu'il ne s'est produit aucun abus à ce sujet. Les cas urgents (névralgie, carie douloureuse, abcès) étaient l'objet de soins immédiats à la visite du matin; quant aux soins consécutifs, pansements, obturations, prothèses, ils étaient donnés en dehors des heures d'exercices, le matin ou l'après-midi. L'expérience nous a prouvé que ces loisirs sont suffisants pour les traitements les plus compliqués.

Docteur LEHMANN,
Médecin-Major de 1re classe.

AVANT-PROPOS

Les auteurs de cet opuscule préviennent loyalement le lecteur que, bien qu'animés d'un égal souci de perfectionner nos services d'hygiène et d'opérations dentaires dans l'armée et la marine, ils ne professent pas absolument les mêmes opinions sur certains points, notamment sur le degré de préparation pratique et la spécialisation des médecins-dentistes. Mais, ce n'est là qu'un détail de controverse, et on a surtout voulu préciser ici les conditions indispensables d'une bonne organisation de clinique dentaire, propre à satisfaire aux urgentes nécessités dans l'intérêt de la santé générale et de la défense nationale.

LES SERVICES ODONTOLOGIQUES DANS L'ARMÉE

Par M. MARCEL SÉGAL fils

On a, enfin, reconnu, depuis quelques années, au Ministère de la Guerre comme à celui de la Marine, que les soins dentaires chez les soldats et les marins étaient indispensables, pour que ces derniers puissent faire un service correct et régulier.

On a étudié et on étudie encore quels seraient les moyens les plus pratiques en même temps qu'économiques pour la création des services dentaires.

Au Ministère de la Marine, où les crédits sont beaucoup plus grands qu'à la Guerre, et où les décisions sont plus rapidement prises, la question paraît être résolue. On le verra plus loin dans la seconde partie de cette brochure, traitée par notre éminent confrère M. le professeur Mailliu.

Au Ministère de la Guerre, en employant une formule parlementaire, on peut déclarer que la question est toujours pendante. Nous n'avons pas la prétention de la résoudre, mais tout simplement d'apporter les résultats de notre expérience personnelle et d'en tirer les conclusions qui nous paraissent nécessaires.

Un séjour de deux années dans un service militaire dentaire, ainsi que dans les cliniques stomatologiques des hôpitaux maritimes, nous a permis d'acquérir sur ce point une documentation précise, que nous voudrions ici mettre à profit.

Des flots d'encre ont été versés dans des journaux militaires et dentaires sur l'organisation des cliniques odontologiques dans l'armée de terre. Cette campagne nous a valu la circulaire du 10 octobre 1907, de M. Henry Chéron, à cette époque Sous-Secrétaire d'État au Ministère de la Guerre, qui s'est occupé d'une façon très sérieuse, disons-le tout à son honneur, de cette organisation. Mais nous sommes obligés de reconnaître que sa circulaire, empreinte de bonne volonté, n'est pas le dernier mot et ne résout pas définitivement la question.

Enfin, Babylone ne s'est pas bâtie en un jour, et nous devons être très heureux de ce commencement qui nous donnera, à bref délai, nous en sommes persuadés, un résultat final et efficace.

La circulaire de M. Chéron (du 10 octobre 1907) reconnaît que :

L'hygiène moderne a démontré l'importance considérable qu'on doit accorder aux soins de la bouche et des dents.

« *Jusqu'ici, poursuit le Sous-Secrétaire d'État — on s'est peu occupé de cette question dans l'armée, où cependant les journées d'indisponibilité pour lésions dentaires atteignent un chiffre élevé. En 1903, notamment les affections des dents ont entraîné l'hospitalisation de 1.845 soldats, avec 18.634 journées d'indisponibilité et de traitement. De plus, les maladies et les évolutions vicieuses des dents donnent lieu parfois à des complications, qui nécessitent des interventions chirurgicales sérieuses, évitées par une surveillance attentive et par des soins donnés en temps opportun.*

« *Il importe donc de développer chez les médecins militaires les connaissances techniques indispensables pour la surveillance et le traitement des affections dentaires. D'autre part, ces connaissances doivent trouver leur application dans les corps de troupe, où il importe, du reste, de prendre dès maintenant certaines dispositions d'une application pratique. L'organisation nouvelle ne permettra pas seulement d'éviter à l'avenir bien des journées d'indisponibilité. Elle aura pour avantage de donner, aux jeunes soldats, des habitudes d'hygiène, qu'ils conserveront après le régiment et qu'ils pourront répandre autour d'eux pour le plus grand bien général. En vue de préparer l'application à l'armée du service spécial de stomatologie, dont l'organisation est ainsi décidée, le Sous-Secrétaire d'État prescrit :*

« 1° *Qu'il sera donné au Val-de-Grâce un enseignement de stomatologie.*

« *A cet effet un médecin-major de* 1re *ou* 2e *classe, pourvu d'un diplôme de chirurgien-dentiste, ou d'un diplôme d'une école dentaire de Paris, sera mis à la disposition du professeur de diagnostic chirurgical spécial, pour les démonstrations théoriques et pratiques à faire aux médecins aides-majors-élèves, et aux médecins stagiaires, ainsi que pour le traitement des malades.*

« 2° *Dans les corps de troupe, au moment de l'incorporation, des médecins chargés de la visite procéderont à l'examen de la bouche et des dents de chaque soldat, et mentionneront le résumé de leurs constatations au recto d'une fiche individuelle dite « fiche dentaire » établie conformément au modèle ci-annexé.*

« *Des examens ultérieurs seront pratiqués régulièrement tous les trois mois et leurs résultats consignés dans les colonnes spéciales de la fiche précitée.*

« *Afin d'apporter le moins de gêne possible dans l'exécution du service, il conviendra, pour procéder à ces visites, de profiter des moments où les hommes sont déjà à la disposition des médecins (visites de santé, pesées périodiques, etc.)*

« 3° *Le verso de la fiche dentaire sera réservé aux observations des médecins stomatologistes. Au moyen d'une cote allant de* 0 *à* 20 *ils pourront noter l'abondance du tartre, la présence d'érosions, l'état des gencives. Sur un schéma représentant les dents des deux mâchoires, ils figureront, au moyen de crayons de couleur et des signes conventionnels, les altérations observées.*

« *Toutes les lésions diagnostiquées au cours des visites postérieures à l'incorporation seront suivies de la date à laquelle*

MODÈLE DE FICHE DENTAIRE

(**Recto**).

.....me Régiment, ...me Compagnie, escadron ou batterie.

Nom et prénom....................	N° matr....................
Lieu de naissance....................	Profession....................
Recrutement....................	Incorporé....................
Constitution....................	Bouche (bien ou mal soignée)....................

RENSEIGNEMENTS SUR LA DENTITION

		A	1re ANNÉE				2e ANNÉE			
		Incorporation	Janvier	Avril	Juillet	Octobre	Janvier	Avril	Juillet	Octobre
État de la bouche (très bon, bon, assez bon, mauvais.).										
Nombre de dents	absentes									
	ou découronnées .									
	cariées									
Observations.										

(**Verso**).

État de la bouche :

Cote de 0 à 20 { Tartre.
Érosions.
Gencives.

Indication de l'appareil de prothèse employé ou à employer.

les constatations auront été faites, pour permettre de les distinguer de celles qui auront été reconnues à l'arrivée au corps, et faciliter l'interprétation du schéma.

« *On pourra ainsi représenter par un point bleu la carie simple, par un point rouge la carie pénétrante. De même, une croix bleue indiquera une dent découronnée ou impossible à soigner, une croix rouge une dent absente, etc.*

« *Enfin on mentionnera la nature de l'appareil de prothèse employé ou à employer, ainsi que les autres observations qui paraîtraient judicieuses.*

« *Les fiches dentaires seront remises dans un carton par ordre alphabétique et conservées par le médecin chef de service.*

« *La dépense de la constitution des fiches et du carton les contenant sera imputée à la masse d'habillement du corps.*

« *Il appartiendra aux médecins des corps d'assurer, dès à présent, dans la limite des moyens dont ils disposent, le traitement des affections dentaires qu'ils auront ainsi observées.*

« *C'est seulement lorsque l'enseignement donné au Val-de-Grâce aura produit un nombre suffisant de spécialistes, qu'on pourra organiser plus complètement ce service dans chaque garnison. Les instructions complémentaires interviendront en temps utile à cet effet.* »

Nous sommes fin 1910 et, depuis, le *Bulletin Officiel de l'armée* reste absolument muet au sujet de l'organisation des services dentaires. Il est vrai que M. Chéron est devenu sous-secrétaire d'État à la Marine, et qu'il fait profiter actuellement ce Ministère de ses intentions réformatrices.

Nous espérons que M. Sarraut continuera l'œuvre bienfaisante de son prédécesseur.

Mais examinons cette circulaire et voyons ce qu'il en ressort.

Ceci tout d'abord que :

1° Il est indispensable de donner des soins buccaux-dentaires aux hommes de troupes, à cause des nombreuses journées d'indisponibilité nécessitées par ces affections ;

2° On doit créer une clinique d'enseignement stomatologique, théorique et pratique, au Val-de-Grâce pour les médecins aides-majors stagiaires ;

3° Il est utile pour la bonne administration du service de santé que chaque soldat possède une fiche dentaire représentant l'état de ses dents extraites, soignées ou à soigner.

Cette circulaire mise aussitôt en vigueur a donc créé :

1° La clinique stomatologique du Val-de-Grâce, dont M. le docteur Monod, médecin-major et chirurgien-dentiste de la Faculté de médecine de Paris, est chef de service ;

2° La « fiche dentaire », sœur de la « fiche sanitaire » déjà existante.

La décision la plus importante de cette circulaire est la création de la clinique stomatologique, qui doit donner un enseignement élémentaire de l'art dentaire aux nouveaux médecins-majors et ce, *en quinze jours*.

Or, que doit savoir au moins de la science dentaire, un médecin-major ? Fort peu ! admettons-le, mais encore, de toute nécessité, cureter une carie de deuxième ou de troisième degré, obturer à la gutta-percha, et surtout extraire avec anesthésie locale à la cocaïne. Cela n'est évidemment pas très compliqué, mais cela nécessite néanmoins un stage qui ne peut être inférieur à six mois !

Maintenant, si nous reconnaissons avec M. Monod, chef de la clinique stomatologique du Val-de-Grâce, qu'on ne peut utiliser, de *façon définitive*, les rares chirurgiens-dentistes de Facultés, dans les services de dentisterie des régiments, nous nous étonnons de sa prétention de vouloir faire « diriger, surveiller et contrôler » nos confrères ou même nos étudiants, qui ont trois et quatre ans d'études, par de jeunes médecins aides-majors, qui auront passé *quinze jours* au plus dans sa clinique !

Nous ne sommes pas les seuls de cet avis ; M. le médecin-major H. Vennat, du 29e chasseurs, se demande dans un récent article paru dans *le Tablettes odontologiques* :

« Quels seront les conseils compétents, que pourront donner aux étudiants en chirurgie dentaire, à leur passage au régiment, les médecins-majors chefs de cliniques stomatologiques? »

Tous nos confrères estiment qu'il est absolument illusoire de penser un seul instant que quinze jours de dentisterie opératoire suffisent pour pouvoir donner des soins élémentaires éclairés aux soldats.

Certes, le médecin-major n'aura pas à traiter dans sa « clientèle » des 4es degrés infectés, des pyorrhées alvéolaires, et autres affections délicates.

Il n'aura pas non plus à s'occuper d'obturations de luxe, telles qu'aurifications, blocs d'émail, etc.

Il se contentera simplement d'intervenir dans une fluxion dentaire, l'accident d'évolution de dent de sagesse, curetage, pansement, traitement des 1er, 2e et 3e degrés, extractions, gingivo-stomatites, etc... Si sommaire que soit ce programme, il est absolument impossible d'en acquérir les connaissances les plus indispensables, sans au moins, nous le répétons, six mois de travaux pratiques, et encore tout à fait superficiellement, nous empressons-nous d'ajouter.

L'idéal est, sans conteste, et de l'avis même de tous les médecins-majors compétents, une organisation de chirurgiens-dentistes militaires et purement chirurgiens-dentistes.

Le médecin-major, qui ne peut se spécialiser à fond dans le grand domaine médical, et qui, cependant, est obligé d'être à la fois médecin, oculiste, chirurgien, auriste, laryngologiste, etc., a suffisamment à faire dans ces spécialités différentes sans y ajouter une autre spécialité aussi importante, aussi délicate que l'odontologie.

Le Ministre de l'Instruction Publique, après avis du Conseil de l'Université, a décrété aux termes d'une loi récente, que trois années d'études sont absolument insuffisantes pour instituer des chirurgiens-dentistes, et a transformé l'ancien régime de 3 années en celui de 5 ans d'études régulières. Tout le monde médical et dentaire a applaudi à cette réforme, qui donne toute sécurité et toute garantie, aux malades atteints d'affection bucco-dentaires.

Nous estimons que nos soldats ont droit aux mêmes soins que l'élément civil; comme à toute personne humaine, la souffrance étant égale, leur sont dues les mêmes attentions, la même application rationnelle et savante de la thérapeutique dentaire.

Cette organisation de dentistes militaires spécialistes, que nous réclamons depuis des années et qui a déjà reçue son application avec succès en Amérique, en Angleterre et dans d'autres pays, n'exige pas, comme on peut le croire, le vote d'un crédit très important.

Point n'est besoin, en effet, d'un nombre important de chirurgiens-dentistes dans l'armée. Nous estimons qu'une cinquantaine, répartis dans les garnisons les plus importantes, peuvent donner toute satisfaction aux besoins. Quant au point de vue budgétaire, on peut facilement se rendre compte que les crédits du service de santé n'en seraient pas augmentés dans une proportion considérable.

Mais ce n'est là qu'un vœu et qu'une hypothèse. Revenons à la réalité et poursuivons l'examen de la circulaire, telle quelle, qui jusqu'à nouvel ordre fait loi en la matière.

COMMENT DOIT-ON ORGANISER LES SERVICES DENTAIRES D'INFIRMERIES RÉGIMENTAIRES OU DE GARNISONS ET D'HOPITAUX?

Lorsque j'arrivai en 1908 au 19e Régiment d'Infanterie de ligne à Brest, le médecin-major de 1re classe, chef du service médical de la place de

Brest, prit immédiatement l'initiative de créer une clinique dentaire.

L'infirmerie ne disposait comme matériel opératoire que des instruments suivants :

INSTRUMENTS OPÉRATOIRES

1° La clef de Garangeot;

2° Une pince, pouvant servir à la rigueur de pince à racines d'incisives et canines supérieures;

3° Un davier pour grosses molaires supérieures;

4° Un davier pour racines supérieures de grosses molaires;

5° Un davier pour incisives, canines et prémolaires inférieures;

6° Un davier à racines inférieures, incisives et canines;

7° Quatre petits instruments à pansements.

Tous ces instruments étaient primitifs et hors d'usage, sauf les deux daviers pour grosses molaires et racines supérieures, qui étaient modernes et en excellent état.

J'y adjoignis quelques instruments indispensables et complétai le matériel suivant, qui est largement suffisant dans une infirmerie.

INSTALLATION N° 1 D'INFIRMERIE RÉGIMENTAIRE OU DE GARNISON

DAVIERS

Davier pour grosses molaires supérieures . . 1
— — inférieures. . . 1
— incisives et canines supérieures. . 1
— — inférieures . . 1
— prémolaires supérieures 1
— — inférieures 1
— racines supérieures (incisives et canines) 1
Davier pour racines inférieures (incisives et canines) 1
Davier pour racines supérieures (grosses molaires) 1
Davier pour racines inférieures (grosses molaires) 1
Pied de biche pour racines inférieures . . . 1
Langue de carpe pour racines supérieures . . 1
Davier pour dent de sagesse du haut 1
Pince coupante pour racines du haut 1
Jeu de six rugines pour curetage de caries . . 1
Jeu de trois grattoirs pour nettoyage du tartre. 1
Précelle à pansements 1
Miroir à bouche 1
Seringue (système White) pour injections hypodermiques 1
Seringue à eau. 1

Poire à air chaud 1
Thermo-cautère 1
Tour à fraiser à pédale avec angle droit . . . 1

Accessoires de tour	Fraises pour pièce à main et angle droit	30
	Forets.	2
	Fraises à racines	2
	Meulette vulcarbo.	1

Sonde à exploration 2
Spatule en ivoire pour ciments 1
Fouloir pour plombages plastiques et gutta. . 1
Fouloir pour amalgame. 1
Tire-nerfs 24
Limes à séparer 3

PRODUITS PHARMACEUTIQUES

La Direction du service de santé met actuellement à la disposition d'un service dentaire comme substances pharmaceutiques pouvant être utiles :

1° Gutta-percha ;
2° Acide phénique ;
3° Oxyde de zinc ;
4° Teinture d'iode ;
5° Acide chlorhydrique ;
6° Chlorhydrate de cocaïne ;
7° Éther sulfurique ;
8° Chloroforme ;
9° Chlorure d'éthyle ;

10° Iodoforme ;
11° Formol (à 40 °/₀) ;
12° Nitrate d'argent (1 crayon et solution à 1/10).

La pharmacie dentaire d'une clinique de garnison doit posséder en plus de ces produits :

1° Ciment dentaire (Harward) ;
2° Mercure pour amalgame ;
3° Amalgame ;
4° Eau oxygénée à 12 vol. ;
5° Alcool absolu ou alcool à 95° ;
6° Essence de girofle ;
7° Teinture de benjoin ;
8° Teinture d'aconit ;
9° Acide arsénieux ;
10° Acide chromique ;
11° Trioxyméthylène,

et pour terminer l'installation au point de vue ameublement :

MATÉRIEL

Fauteuil clinique 1

Il en existe actuellement un dans toutes les infirmeries, mais fabriqué rudimentairement par les ouvriers des corps de troupe, et qui manque, par suite, de solidité et ne répond nullement aux besoins. Son prix de revient très modique (7 francs) l'a fait adopter, mais il est indispensable de posséder mieux :

Crachoir en verre.	1
Cuvettes à photographies (pour les daviers) . .	3
Godets à aquarelle (pour les médicaments) . .	4
Verre à expérience (pour les petits instruments).	1
Lampe à alcool	1
Plaque en verre (pour le ciment).	1

Voici le matériel complet nécessaire pour la création d'une clinique d'infirmerie régimentaire ou de garnison.

Une dépense d'une centaine de francs, sans compter bien entendu le fauteuil d'opération à pompe, qui coûte 350 francs, serait à peu près suffisante.

Un hôpital doit évidemment posséder une installation plus ample.

INSTALLATION N° 2 D'HOPITAL

MEUBLES DENTAIRES

Tablette aseptique à contours crénelés . . .	1
Stérilisateur Poupinel	1
Lavabo	1
Stérilisateur avec brûleur à gaz	1

INSTRUMENTS DE DENTISTERIE OPÉRATOIRE

Masque à anesthésie		1
Davier bec de faucon pour molaires inférieures		1
Davier coudé (modèle Ryding) pour racines inférieures		1
Élévateurs, droit et gauche (Thomson)		2
Spéculum buccal		1
Socle à fraiser		1
Pompe à salive clinique		1
Accessoires de tour à fraiser	Brunissoirs pour tour	3
	Forets Beutelrock montés sur angle	5
	Fraises variées	50
	Fraises à finir	4
	Scie circulaire pour mandrins nos 1 et 2	2
Porte-amalgame		1
Instruments de Ladmore pour plombages plastiques		3
Fouloirs pour canaux		3
Ciseaux à gencives (droit et courbe)		2
Séparateur Ivory		1
Instruments de curetage		12
Excavateurs		12
Ciseaux à émail		2
Mortier avec pilon		1
Sondes Donalson		36
Pierre d'Arkansas		1
Scalers du docteur Peeso		2
Dentimètre		1

Porte-digue	1
Poids pour digue	2
Pince emporte-pièce	1
Pince à crampon	1
Jeu de clamps	1
Pince à clamps	1
Pince universelle	1

ce qui entraînerait un supplément de dépense d'environ 200 à 250 francs (prix maximum).

PROTHÈSE BUCCO-DENTAIRE.

La question de la prothèse buccale et dentaire ne se pose pas actuellement pour les armées métropolitaines. Nous laissons à notre collaborateur, M. le docteur Mailliu, le soin de préciser, comme il l'a fait plus loin, les conditions dans lesquelles peut et doit s'effectuer la prothèse dentaire pour l'armée coloniale, au même titre que pour la marine.

Comment les cliniques d'infirmerie régimentaire de garnisons et d'hopitaux doivent fonctionner.

Comme le prescrit la circulaire ministérielle, il faut que les soins bucco-dentaires soient donnés en dehors des heures d'exercices, de façon à ce que les soldats ne soient pas indisponibles aux heures de travail, sous réserve des cas urgents ou de force majeure.

M. le docteur Lehmann, médecin-major de 1re classe, chef du service médical de la place de Brest, avait prescrit une consultation dentaire de 8 heures à 10 heures (heure ordinaire de la visite médicale), où se traitaient les crises odontalgiques douloureuses et les extractions, et de 10 heures à midi, après l'exercice, le traitement des dents curables à obturer, qui demande un certain laps de temps.

Ainsi organisé, un service dentaire militaire doit fonctionner d'une façon absolument parfaite.

Celui du 19e régiment d'infanterie de ligne, qui est un service dentaire de garnison, a reçu de 1908 à 1910 plus de 1.200 malades (infanterie de ligne et artillerie à pied).

Nous avons fait l'avulsion de 1.480 dents, racines absolument cariées (3es degrés avancés, 4es degrés infectés) et, selon le désir du patient, avec anesthésie locale (chlorhydrate de cocaïne solution au 1/100, et chlorure d'éthyle).

De nombreuses familles d'officiers et de sous-officiers ont eu recours à nos soins.

80 appareils de prothèse au prix des fournitures ont été placés à des soldats, que le manque de dents empêchait de rengager dans les régiments coloniaux.

350 obturations (gutta, amalgames, ciments) sont venues reconstituer des dents découronnées, que leurs possesseurs considéraient comme perdues.

Des conférences et conseils d'hygiène pratique spéciale de la bouche et des dents ont donné d'excellents résultats parmi les hommes.

L'organisation du service dentaire à l'hôpital militaire est absolument la même que dans les infirmeries.

La consultation devra avoir lieu tous les jours à des heures fixées par le médecin, chef de service.

Ici nous nous permettons d'ouvrir une parenthèse, afin d'adresser à M. le Médecin-Major de 1re classe Lehmann, qui nous a fait l'honneur d'écrire la préface de ce travail, l'hommage de notre profonde reconnaissance pour tout ce qu'il a fait et fait encore en ce qui concerne la science dentaire. C'est grâce à lui qu'à Brest, nous avons obtenu d'aussi excellents résultats, au point de vue du développement de l'art dentaire à la caserne et du bien-être hygiénique des soldats.

C'est le médecin chef de service, à qui incombera la tâche d'organiser les services dentaires.

A l'heure actuelle, tout est encore à fonder dans les régiments, à part ceux qui ont le bonheur de posséder des médecins-majors chirurgiens-dentistes. Comme nous l'avons dit plus haut c'est là la condition indispensable de la bonne et rationnelle organisation des services odontologiques de l'armée et l'heureuse circulaire de M. Chéron, qui a amorcé l'étude sérieuse de la question, doit être complétée par ses successeurs, qui, comme lui, ont à cœur le bien-être et l'hygiène de nos soldats.

LES SERVICES ODONTOLOGIQUES DANS LA MARINE

Par M. J.-J. MAILLIU

Une circulaire ministérielle, du 3 décembre 1908, prescrivait la création d'une clinique dentaire dans chacun des cinq ports.

En voici le texte :

Une circulaire (Guerre) du 10 octobre 1902 a préparé l'organisation, dans les corps de troupe, d'un service spécial de stomatologie.

Mon attention a été appelée sur les avantages qu'offrirait l'institution dans la Marine d'un service analogue.

Il convient, à cet effet, de développer chez les officiers du Corps de santé les connaissances techniques nécessaires pour la surveillance et le traitement des affections dentaires, en vue de la création, dans les hôpitaux des ports militaires, de cliniques, où des soins pourront être donnés au personnel de la marine.

Le décret du 16 juillet 1908, relatif aux congés d'études, donne, à cet égard, toutes facilités, en permettant aux médecins de 1re classe de suivre, à Paris ou dans les grands centres, les cours d'art dentaire et de se perfectionner dans la pratique de cet art.

En conséquence, j'ai décidé, en principe, la création d'une clinique dentaire maritime dans chacun des cinq ports. Chaque clinique sera dirigée par un médecin de 1re classe, appartenant au cadre à terre du port et justifiant du stage dont il est question au paragraphe précédent, ou, à défaut, par un médecin de 1re classe du cadre à la mer ou un médecin de 2e classe, réunissant les mêmes conditions.

Afin que le fonctionnement du nouveau service ne subisse pas d'interruption ou d'arrêt, je me réserve d'examiner s'il ne conviendra pas d'exempter les médecins qui, appartenant au cadre à terre et comptant au service général, occuperont des emplois de l'espèce, des mutations d'office prévues au chapitre II de l'arrêté du 17 octobre 1908, fixant le mode de désignation des officiers du Corps de santé.

Je vous prie de faire établir par le service de santé les dépenses à prévoir au titre du chapitre XXI : Hôpitaux. — Achats pour l'installation de ces cliniques dentaires.

Paris, le 2 décembre 1908.

En ce qui concerne le port de Brest, cette circulaire confirmait officiellement les tendances que nous avions déjà manifestées. Trois ans auparavant, en effet, nous avions obtenu, de M. le Directeur du service de santé Friocourt, qu'un local fut affecté aux soins dentaires, et un matériel instrumental sommaire nous permettait de rendre quelques services;

un service du même genre, était, nous le savons, organisé à Toulon.

Peu à peu, notre situation s'est améliorée.

M. le Médecin général Hyades, qui a succédé à M. le docteur Friocourt, n'a jamais cessé de nous encourager dans cette voie. Il a toujours consenti aux dépenses que nous lui avons demandées dans l'intérêt du service, et actuellement le matériel est composé de la façon suivante:

MATÉRIEL DE CLINIQUE DENTAIRE

I. — Meubles dentaires.

Fauteuil à pompe. Modèle clinique.

Attachement avec tablette à deux tiroirs et crachoir.

Tablette aseptique en verre avec contours crénelés en nickel et son support.

Lavabo.

Stérilisateur Poupinel.

Stérilisateur avec brûleur à gaz.

Vitrine
Table-bureau
Armoire } Meubles pris au mobilier de l'hôpital.

II. — Instruments de dentisterie opératoire.

Davier droit pour incisives, canines et prémolaires supérieures. 1

Davier droit pour grosses molaires supérieures droites 1
Davier droit pour grosses molaires supérieures gauches 1
Davier droit pour dent de sagesse du haut . . 1
Davier droit pour molaires supérieures découronnées, droites 1
Davier droit pour molaires supérieures découronnées, gauches. 1
Davier à racines du haut, forme baïonnette, mors longs et étroits. 1
Pince coupante pour racines du haut 1
Davier bec de faucon pour incisives, canines et prémolaires inférieures. 1
Davier bec de faucon pour molaires inférieures. 1
Davier coudé pour molaires inférieures . . . 1
Davier pour dents de sagesse inférieures. . . 1
Davier coudé (modèle Ryding) pour racines inférieures. 1
Davier à racines, bec de faucon. 1
Pince coupante pour racines du bas 1
Langue de carpe. 1
Pied de biche. 1
Élévateurs Thomson, droit et gauche 2
Clef de Garengeot avec ses accessoires . . . 1
Masque à anesthésie. 1
Seringue à injections anesthésiques du docteur Thésée 1
Thermo-cautère 1
Ouvre-bouche. 1
Tour à fraiser, à pédale, avec pièce à main n° 7 et angle droit 1

Acessoires de tour.	Fraises variées pour pièce à main et angle droit	100
	Mandrins pour pièce à main n° 7 brosses	3
	Mandrins pour pièce à angle dr. disques	3
	Brunissoirs pour tour	6
	Forets Beutelrock, montés sur angle	6
	Forets	6
	Fraises pour élargir les canaux	6
	Meulettes vulcarbo	2
	Pointes corindon	4
	Fraises à finir	4
	Scie circulaire pour mandrins nos 1 et 2	2
Socle à fraiser		1
Pompe à salive (?) modèle simple de 18 francs		1
Miroir à bouche		3
Sondes à exploration		4
Précelles à pansements		2
Poire à eau		1
Poire à air chaud		11
Spatules à ciment, en ivoire		2
Plaque de verre dépoli		1
Flacon de buis pour mercure		1
Porte amalgame n° 4		1
Instruments de Ladmore pour plombages plastiques		3
Fouloirs pour canaux		3
Fouloirs pour amalgame		6
Fouloirs pour plombages plastiques et gutta		6
Ciseaux à gencives (droit et courbe)		2
Séparateur Ivory		1
Instruments à nettoyer		12
Excavateurs		24

Ciseaux à émail	4
Brunissoirs à main	2
Mortier avec pilon	1
Tire-nerfs (douzaine)	6
Sondes Donalson (douzaine)	6
Porte tire-nerfs et sondes	1
Pierre d'Arkansas	1
Limes à séparer	12
Instruments à décortiquer (Scalers de Peeso) .	4
Dentimètre.	1
Vase à stériliser (verre rouge)	1
Porte-digue	1
Poids pour digue	2
Pince emporte-pièce	1
Pince à crampons	1
Clamps	1 jeu
Pince à clamps.	1
Burette à huile	1
Pince universelle.	1

III. — Matières consommables.

Blocs Têtière.
Rouleau de coton.
Disques.
Strips.
Bandes de cuivre pour matrices.
Poudre de pierre ponce.
Caoutchouc à séparer.
Bois d'Hyckory.
Digue.
Fil ciré.
Soie floche.
Ciment.
Amalgames.
Gutta-percha.
Papier d'étain.
Fil de cuivre.
Brossettes.
Coupes de caoutchouc.

SUBSTANCES PHARMACEUTIQUES

Produits variés pouvant être choisis sur place.

Le prix de revient d'un tel matériel est d'environ 1.500 francs (prix maximum), et nous estimons que son entretien et le remplacement des objets consommables peuvent se faire largement en prévoyant, au budget annuel, 300 francs.

Comme on peut le voir, ce matériel est complet sans être luxueux. — Il suffit, en tous cas, à tous les besoins d'une clinique dentaire militaire, et pourrait être autorisé dans chacun des cinq ports.

Ne perdant pas de vue la question de la dépense, nous n'avons jamais demandé un seul instrument qui n'ait son utilité, et c'est pour cette raison que l'instrumentation nécessaire aux aurifications et aux travaux de luxe ne figure pas dans cette liste.

C'est avec la plus grande partie de ces éléments que le service fonctionne depuis trois ans, et nous avons la satisfaction de constater que le personnel des Équipages du Port répond largement à notre appel.

Marins des Escadres, des bâtiments sur rade et en réserve, du Dépôt, de l'École des mécaniciens, etc., viennent en grand nombre à notre clinique, pour y recevoir des soins variés :

Extractions (avec ou sans anesthésie, à leur gré). — Traitement des abcès et fistules, pansements, ablation de tartre, obturations à la gutta, au ciment, à l'amalgame, etc.

Bref, chaque jour la « clientèle » augmente, elle augmente même dans de telles proportions, que nous estimons qu'il est temps de faire des propositions nouvelles.

La circulaire du 2 décembre 1908 prescrit, en effet, l'ouverture de 5 cliniques dentaires, mais elle ne dit pas fermement qu'un médecin sera affecté à ce service pour une période assez longue.

Avant cette circulaire, nous nous étions chargé bénévolement du service dentaire, auquel nous consacrions le temps que nous pouvions. — Depuis la circulaire, nous en avons été chargé officiellement, mais sans que cette nouvelle fonction nous dispense des mutations que le règlement peut nous imposer.

Dans ces conditions, nous n'avons pu ouvrir notre clinique que trois fois par semaine, le lundi, le mercredi et le vendredi, de 2 heures à 4 h. 30. — On comprendra sans peine que nous ne « chômons » pas pendant ces trop courtes séances. — Les malades s'y précipitent au nombre de 15, 20, 25, davantage même quelquefois. Ils ne peuvent donc y recevoir, malgré nos efforts, que des soins sommaires, que nous jugeons insuffisants.

Or, le temps n'est plus, ne doit plus être, où les soins dentaires, destinés à la conservation des dents, consistent en l'application dans le « creux de la dent » de petites boulettes de ouate, imprégnées de substances pharmaceutiques variées, jusqu'à ce que la dent « consente » à perdre sa sensibilité, après quoi elle est — pourrait-on croire — apte à recevoir une obturation.

Aujourd'hui, l'art dentaire, devenu une certaine branche médicale, a des prétentions plus élevées, et des soins bien compris demandent des interventions souvent délicates et qui toujours prennent du temps. — Il faut une demi-heure, par exemple, pour pratiquer consciencieusement une pulpectomie totale et immédiate avec anesthésie locale, cette opération si douloureuse qui consiste à « tirer le nerf » ; et c'est là une intervention, que plusieurs malades peuvent demander à la fois dans une même séance.

Que faire donc en pareil cas, lorsque l'opérateur sent à sa porte 20 malades impatients ou souffrants?

Sans doute il est d'autres moyens. — Avant de

« tirer le nerf » on peut dévitaliser la pulpe par des tampons imprégnés d'acide arsénieux ; mais ce procédé a le gros inconvénient d'obliger les malades à revenir à plusieurs reprises et de leur imposer des déplacements fréquents préjudiciables au bien du service en général.

— Un autre exemple encore.

Des infirmiers nous rendent compte qu'un malade de l'extérieur atteint d'une « rage de dent » est venu demander un soulagement immédiat et radical en dehors des heures de clinique.

« Ce n'est pas le jour, lui a-t-on dit, vous repasserez demain ». — Et le malheureux, dont la journée a été nulle pour le service et pour lui-même, attend jusqu'au lendemain sa délivrance.

Le médecin de garde, objectera-t-on, pourrait intervenir en pareil cas. Pas du tout, croyons-nous. Ce médecin de garde peut ne pas être exercé à ce genre d'opération très spéciale. Et puis il y a des dents qui résistent, des chicots ou racines d'extraction difficile, qui réclament une main, non pas spécialisée, ce n'est pas nécessaire, mais exercée.

Bref, nous ne saurions trop attirer l'attention sur ce point, à savoir : QU'UN SERVICE DENTAIRE DE LA MARINE BIEN COMPRIS DOIT FONCTIONNER SANS CRÉER

DE DIFFICULTÉS AU COMMANDEMENT, SANS QUE LE SERVICE GÉNÉRAL SOIT GÊNÉ.

Les Marins, en venant réclamer dans nos cliniques les soins auxquels ils ont droit, doivent y être retenus le moins de temps possible.

Cliniques dentaires destinées à des soins COMPLETS et RAPIDES, telle doit être la formule, et pour que ces conditions soient réalisées il est nécessaire que le médecin dentiste reste à sa clinique aux heures où tout le monde travaille et *se tienne à la disposition des malades.*

Aussi nous n'hésitons pas à demander qu'un médecin soit attaché à ce service spécial, dans des conditions de stabilité, qu'il dépendra de l'autorité supérieure de déterminer.

Une durée de deux ans dans ces fonctions nous paraît suffisante. Elle permettrait à un plus grand nombre de médecins de s'intéresser à ces questions dentaires.

Il est bien entendu, ainsi que la circulaire le prévoit, que ce chef de clinique dentaire devra s'être préparé à ces fonctions particulières.

Point n'est besoin qu'il soit spécialisé complètement dans la dentisterie, qu'il soit D. E. D. P. ou diplômé chirurgien-dentiste.

Il ne faut pas oublier que dans nos cliniques on

fera surtout de l'odonthérapie militaire, et, pour arriver à ce résultat, un stage de quelques semaines dans les cliniques hospitalières de Paris et des grands centres où dans les nôtres suffira largement.

Si la nécessité de la création de ces emplois de médecins chefs de cliniques dentaires est admise, quelle devrait être la nature de ces nouvelles fonctions ?

1° Le chef de service aurait la charge et l'entretien du matériel mis à sa disposition ;

2° Il assurerait matin et soir ses soins aux malades atteints d'affections dentaires, soins rapides et complets — nous le répétons — de façon à ne pas entraver les différents services.

La clinique serait ouverte aussi aux malades non alités, retenus à l'hôpital par une maladie quelconque. Soigner les dents de ces malades, immobilisés momentanément et isolés du service général, serait une occasion de gagner du temps, d'éviter pour plus tard pas mal de journées d'invalidité ;

3° Il pourrait être chargé de conférences avec séances pratiques, destinées à initier, dans un temps aussi bref que possible, ceux de ses collègues, qui seraient désireux de s'intéresser aux questions dentaires.

Sans doute, les congés d'études donnent toutes

facilités aux médecins, qui désirent se spécialiser dans les différentes branches médicales ; mais bien des médecins renoncent à ces congés d'études pour raison d'économie ou pour ne pas se déplacer. En ce qui concerne la direction d'une clinique dentaire maritime ou militaire, nous avons admis qu'il n'était pas nécessaire d'être spécialisé complètement dans l'art dentaire, et qu'il suffirait d'être initié à l'odonthérapie élémentaire et pratique. Sous ce rapport, nous pouvons affirmer que nos collègues soucieux des questions dentaires et les candidats aux fonctions dont il s'agit trouveraient dans nos cliniques des ports — organisées comme nous le concevons — les éléments d'études nécessaires à une telle préparation. — En tout cas cet enseignement porterait surtout ses fruits à l'École d'application de Toulon, où il s'adresserait, non pas à un auditoire bénévole, mais à un auditoire convoqué par ordre et composé des médecins stagiaires ;

4° Si la question de la prothèse devait être soulevée et résolue — c'est un point que nous examinerons tout à l'heure — le Chef de la clinique serait l'intermédiaire entre le façonnier et le malade.

Avant donc d'aborder cette question de la prothèse, voyons s'il ne serait pas possible d'organiser le service dentaire à bord et de modifier l'instrumentation dont disposent les médecins-majors des bâtiments.

SERVICE DENTAIRE A BORD DES BATIMENTS DE L'ÉTAT

Modifier l'instrumentation qui existe dans les caisses de chirurgie, c'est trop peu dire. — Affirmons plutôt qu'il est urgent de mettre à la portée des médecins-majors une instrumentation en rapport avec les besoins du service.

L'importance de ce besoin ressort des statistiques même qui indiquent pour les affections dentaires à l'État III des chiffres variant de 400 à 500 pour les entrées avec 1.200 ou 1.300 journées d'invalidation.

Or, dans les caisses de chirurgie, on peut dire qu'il n'existe rien, si ce n'est la légendaire clef de Garengeot, qu'on pourrait bien appeler le « davier universel maritime » (nous demandons qu'on la conserve, du reste ; elle a rendu assez de services pour ne pas être abandonnée). — C'est là une lacune qui a souvent été signalée dans les rapports annuels et qui n'échappe à aucun de nos camarades embarqués ; si bien qu'en présence de ce besoin réel, beaucoup de médecins-majors ont la précaution de se munir à leurs frais d'un jeu de daviers et de quelques instruments spéciaux, ce dont on doit les féliciter.

Mais beaucoup de médecins, ou bien ne s'intéressent que très vaguement aux questions dentaires, ou bien ne consentent pas à cette dépense supplémentaire.

Aussi nous émettons le vœu que, dans l'intérêt du service, soit distribuée à chaque bâtiment armé et au moment de l'armement, pour être la propriété du bord, une boîte d'instruments dentaires.

Pour cette trousse, après un sérieux examen de la question, nous proposons la composition suivante, notre objectif étant d'y loger les instruments indispensables dans le moins de place possible et avec les moindres dépenses.

MODÈLE DE TROUSSE DENTAIRE A L'USAGE DES BATIMENTS ARMÉS

Davier droit pour incisives, canines et prémolaires du haut 1
Davier pour grosses molaires supérieures droites 1
Davier pour grosses molaires supérieures gauches. 1
Davier pour dents de sagesse supérieures. . . 1
Davier baïonnette pour toutes racines du haut . 1

Davier pour molaires inférieures	1
Davier pour dents de sagesse du bas	1
Davier pour racines inférieures, qui servirait en même temps pour incisives, canines et prémolaires	1
Davier universel	1
Clef de Garengeot avec ses accessoires	1
Langue de carpe	1
Pied de biche	1
Miroir à bouche	1
Sondes (droïte et courbe)	2
Précelle à pansements	1
Instruments à nettoyer (tartre)	4
Excavateurs	12
Porte-fraises	1
Fraises variées	24
Fouloirs pour amalgame, gutta et ciment	6
Instruments de Ladmore	2
Spatule à ciment en os	1
Limes à séparer	24
Tire-nerfs	12
Sondes Donalson	12
Petits flacons contenant — Acide arsénieux	1
Petits flacons contenant — Amalgame	1
Petits flacons contenant — Flacon pour mercure	1
Petits flacons contenant — Ciment — poudre	1
Petits flacons contenant — Ciment — liquide	1
Gutta-percha Gilbert blanche (boîtes)	2

Une poire à air chaud, si elle n'était pas trop encombrante, serait grandement utile.

Ciseaux, bistouri, lancette, cautère, seringue à eau, seringue à injections hypodermiques, lampe à alcool, etc., pourraient être empruntés, soit à la caisse de chirurgie, soit au matériel des coffres.

C'est là un matériel qu'il nous paraît difficile de réduire. Sans doute les 9 daviers forment un gros bagage ; on est tenté de songer à un seul davier avec mors interchangeables, mais nous sommes tout à fait opposé à cette façon de voir qui ne donne que des résultats désastreux. De pareils instruments ne sont jamais en main ; ils donnent la sensation que la dent est luxée, alors que cette mobilité apparente se produit uniquement dans l'articulation des mors avec les branches, articulation qui, à l'usage, prend du jeu. Nous maintenons donc nos propositions, avec cette conviction que de bons instruments évitent bien des souffrances inutiles.

Quant au prix exact d'une telle instrumentation, nous ne pouvons le fixer. Il varierait selon les fournisseurs à la concurrence desquels on ferait appel. Nous estimons approximativement que le prix de revient ne dépasserait pas 150 francs.

Pour ce qui est de l'entretien de ce matériel, du remplacement et de l'achat des objets consommables, ce serait une simple question administrative.

Une boîte semblable pourrait être également délivrée aux infirmeries des Dépôts.

Nous sommes persuadé que les médecins-majors des bâtiments, en possession d'une telle instrumentation, rendraient des services importants, et, pour savoir se servir d'un tel outillage, nous rappelons qu'une préparation technique longue et compliquée n'est pas nécessaire. Un séjour d'une quinzaine de jours dans nos cliniques ou ailleurs suffira pour l'initiation aux extractions et aux soins élémentaires.

Si, après tout, les médecins n'ont eu ni le temps ni l'occasion de fréquenter des cliniques spéciales, qu'ils se « débrouillent ». Il existe des livres bien faits. Sans parler des longs traités scientifiques, nous ne saurions trop recommander à nos collègues embarqués, entre autres ouvrages, celui du docteur Gourc, intitulé *l'Art dentaire à la portée du médecin.*

Ce petit livre de 207 pages, court, précis et clair, agrémenté de dessins instructifs, semble écrit pour les besoins de la cause que nous défendons.

Supposons donc le médecin-major armé, outillé et sommairement exercé; et voyons comment nous comprenons l'organisation du Service de santé à bord :

1° Nous attribuons une valeur considérable aux

inspections de la bouche des marins, inspections méthodiques, aidées de la sonde et du miroir, et qu'on pourrait pratiquer au moment des visites sanitaires.

Le médecin s'assurerait aussi que les hommes font usage de la brosse à dents et des dentifrices mis à leur disposition. Si ces inspections de bouche sont bien faites, que de profit par cette besogne, au point de vue prophylactique ;

2° Bien des opérations pourraient être pratiquées à bord : nettoyage de la bouche, ablation du tartre, extractions ordinaires, application d'un pansement calmant dans les cas de pulpite aiguë si douloureux et dont la symptomatologie constitue la rage de dents etc.

En agissant ainsi, les médecins-majors éviteraient l'encombrement possible des cliniques hospitalières ; enfin, et surtout, ils éviteraient ces allées et venues répétées à l'hôpital, si préjudiciables à la discipline et au bien du service en général. Le Commandement verrait avec plaisir cet inconvénient évité.

Ajoutons qu'avec des notions exactes des lésions, qui exigent l'avulsion d'une dent (opération possible à bord), ou de celles qui permettent un traitement conservateur (possible seulement dans nos cliniques), le médecin se mettrait en garde contre les intentions des mauvais serviteurs, prêts à exploiter une affection dentaire, pour laquelle ils obtiennent de quitter leur bord une partie de la journée ;

3° Le matériel réduit, que nous proposons, permettrait encore des interventions plus complètes, surtout à la mer et loin des ressources d'une clinique d'hôpital.

Avec le porte-fraises, des fraises, des excavateurs et de la gutta-percha, quand il s'agit bien entendu de cavités cariées accessibles, le médecin à bord peut entreprendre des obturations provisoires (à la gutta surtout), grâce auxquelles des dents, condamnées si on n'intervient pas, vont être conservées.

Nous préconisons pour les soins dentaires à bord la gutta-percha et pourtant nous avons compris dans la composition de la trousse dentaire du ciment et de l'amalgame. La présence de ces substances s'impose, une trousse dentaire de bord, si élémentaire qu'elle soit, ne serait pas complète si elle ne contenait pas ces éléments. Mais il faut retenir que les obturations au ciment et à l'amalgame sont définitives ; elles supposent que les cavités ainsi comblées ont été préparées à fond, et nous n'oublions pas qu'à bord, il ne saurait être question que de soins d'urgence et que de traitement provisoire. Sans doute, dans certains cas faciles, les obturations au ciment et à l'amalgame restent toujours possible à bord, mais la gutta-percha, sous forme de chloro-percha pour recouvrir les pansements ou bien destinée à des obturations provisoires, répond à tous les besoins.

Ces considérations montrent les liens étroits, qui relieraient le service dentaire à bord avec les cliniques d'hôpital, et nous n'insistons pas davantage sur les heureux résultats de cette organisation, si elle était mise à exécution.

PROTHÈSE DENTAIRE DE LA MARINE

Reste la question de la prothèse.

Ici, nous nous trouvons en présence de grosses difficultés, et les idées que nous pourrons émettre sont loin de conduire à une solution définitive.

Et d'abord, dans quel cas la prothèse serait-elle consentie ?

Il nous semble qu'on pourrait faire bénéficier de cette faveur :

1° Les marins de carrière, les officiers-mariniers, qui, fatigués par leurs services antérieurs, seraient exposés à la réforme pour mauvais état de la denture ;

2° Les serviteurs mutilés en service commandé.

Du reste, dans cet ordre d'idées, tout est à faire au point de vue des règlements. L'Instruction sur l'aptitude physique, au paragraphe 104 « altération des dents », prévoit le refus des engagements pour mauvais état de la denture et mastication jugée insuffisante. Mais, pour ce qui est de la réforme après un certain temps de service, doit-on renvoyer de vieux serviteurs, dont le mauvais état de la denture pourrait être corrigé par une prothèse?

Cette seule considération autorise l'idée d'un service de prothèse, dont la règlementation dépendrait de l'autorité supérieure.

Occupons-nous donc pour le moment de savoir comment les travaux de prothèse, s'ils étaient prescrits et réglementés, pourraient être exécutés.

L'idéal serait assurément un laboratoire de prothèse, annexé à la clinique et organisé (en plus petit) comme l'est celui du Val-de-Grâce, sous la direction de M. le docteur Monod, médecin-major, aussi habile opérateur que prothétiste distingué.

Là, les pièces de prothèse sont exécutées sur place, et M. le docteur Monod est assisté pour ces travaux de deux chirurgiens-dentistes diplômés, qui accomplissent leur période de service militaire.

Mais ce qui peut se faire à Paris est irréalisable dans nos ports. Nous serions obligés d'abord de disposer d'un stock considérable de dents, variées dans leur teinte et dans leurs dimensions ; et, de plus, il faudrait à la tête d'un pareil service un médecin complètement spécialisé, assisté d'un mécanicien-dentiste.

N'y pensons donc plus.

Reste à notre disposition la prothèse à titre remboursable, toujours possible dans certaines conditions.

Que faut-il pour la réaliser ?

Un matériel de prothèse de cabinet, un médecin exercé à ce genre d'opération, et enfin un façonnier.

1° MATÉRIEL DE PROTHÈSE

Il n'est pas très compliqué et comprend approximativement :

TOUR DE CABINET ET ACCESSOIRES

Porte-empreintes, au moins	12
Articulateur physiologique.	1
Lime à caoutchouc	3

Queue de rats	1
Limes à métal	2
Echoppe	1
Gouge.	1
Onglettes	2
Spatule à cire	1
Bol caoutchouc	1
Spatule à plâtre	1
Couteau à plâtre	1
Jeu de teintes	1
Charbon à souder.	
Chalumeau	

MATIÈRES CONSOMMABLES

Godiva ;
Plâtre à empreintes ;
Cire à modeler ;
Cire collante ;
Cire d'abeilles ;
Papier à articuler ;
Poudre de pierre ponce ;
Melchior ;
Alliage dentaire ;
Plomb laminé ;
Métal de mélotte ;
Moldine ;
Terre réfractaire.

Le tout représente une valeur de 250 francs (estimation basse) ;

2° Le médecin qui serait chargé de ces fonctions aurait besoin de s'y être préparé spécialement.

Il lui faudrait savoir prendre une empreinte (premier temps essentiel d'où dépend le succès de toutes les autres opérations), faire ses modèles, adapter une cire d'articulation, ajuster dans la bouche la pièce de prothèse exécutée par le façonnier et faire les retouches nécessaires. Pour cette dernière opération (les retouches), il devra s'être exercé au maniement des meules; des limes, de l'échoppe, de l'onglette, etc.

Qu'on ne s'exagère pas l'importance de ces travaux. Certes, ils sont délicats et exigent une certaine habileté manuelle, mais on peut s'y entraîner dans un temps relativement assez court ;

3° Le service de prothèse étant organisé, il resterait à traiter, soit avec un chirurgien-dentiste de la ville, employant un mécanicien-dentiste, soit et mieux, croyons-nous, avec un façonnier de Paris.

Il existe à Paris de grands laboratoires de prothèse à façon, qui disposent d'un outillage perfectionné et d'un personnel très exercé.

Les maisons Reviron et Cie, Morale, Dubois, Lalement et Cie, et d'autres que nous ne connaissons pas, peuvent livrer de très jolis travaux, vingt-quatre heures après la réception des modèles (et cette rapidité dans l'exécution est appréciable).

Pour exécuter ces travaux, les façonniers ont besoin seulement de bons modèles en plâtre, coulés sur une empreinte fidèle et bien articulés. Il appartient ensuite au médecin de mettre en bouche les appareils et, si quelques retouches s'imposent, il doit les faire lui-même.

Bref, le service de la prothèse dentaire ainsi compris fonctionnerait de la même façon que les prothèses chirurgicale et spéciale.

Au cours de ce travail, nous avons émis des idées entièrement personnelles et nous n'avons pas la prétention que notre façon de voir soit admise sans conteste.

Nous n'en restons pas moins convaincu que quelque chose est à faire au point de vue du service dentaire dans la marine; et nous serions toujours disposé, si nous en étions chargé, à mettre au service de l'autorité supérieure la modeste expérience, que nous avons acquise peu à peu dans ces dernières années.

TABLE DES MATIÈRES

2771. — Tours, imprimerie E. Arrault et Cie

www.ingramcontent.com/pod-product-compliance
Ingram Content Group UK Ltd.
Pitfield, Milton Keynes, MK11 3LW, UK
UKHW020429180726
13839UKWH00003B/1409

9 782329 152332